T$_c$12
10

T$_c$ 12 10.

LETTRE
DE M. FORMEY,

Secrétaire perpétuel de l'Académie Royale de Prusse,

A M. MATY Docteur aggrégé au Collége des Médecins de Londres,

Au sujet du Mémoire de M. ELLER *SUR L'USAGE DU CUIVRE.*

A BERLIN,

Et se trouve à Paris;

Chez { HUGUES-DANIEL CHAUBERT, Quai des Augustins, à la Renommée.
CLAUDE J. B. HERISSANT, rue Neuve Notre-Dame, à la Croix d'or & aux trois Vertus.

1756.

AVERTISSEMENT.

ON peut très-bien appliquer à la santé ce que Polieucte dans Corneille dit de la vie :

Je ne hais point la vie, & j'en aime l'usage,
Mais sans attachement qui sente l'esclavage.

En effet, la santé achetée au prix de la liberté perdroit une bonne partie de son mérite. Mais, s'il ne faut pas que sa conservation autorise des terreurs paniques, il ne faut pas non plus l'exposer au hazard par une imprudente témérité. Il convient donc de fixer exactement ce qui peut lui être préjudiciable ou avantageux.

On a souvent attribué au Cuivre des accidens qui lui étoient totalement étrangers. MM. Thierry & Missa, Docteurs Régens de la Faculté de Médecine de Paris, ont fait tous leurs efforts pour augmenter la crainte que ce métal inspire à bien des gens. La société doit leur sçavoir gré de leurs attentions pour ses interêts.

M. Eller a fait de son mieux pour dissiper cette crainte, ou la renfermer dans des bornes fort étroites. Il paroît par ses expériences que le cuivre jaune n'est pas aussi sujet aux inconvéniens que le rouge.

Autre question à examiner. L'étamage n'expose-t'il pas aux accidens contre lesquels on l'emploie, en donnant au verd de gris le

AVERTISSEMENT.

moyen de se former dans des soufflures, d'où il se communique aux alimens qu'on prépare dans les vaisseaux de cuivre?

Les expériences de M. Eller font-elles suffisantes, pour rassurer contre la crainte qu'inspirent des observations que ce sçavant Médecin ne peut manquer de révoquer en doute?

Toutes ces questions sont intéressantes.

A l'avantage de découvrir la vérité, avantage purement intellectuel, se joint celui d'assurer une bonne fois la tranquillité publique.

Sans prendre donc parti dans une dispute où les faits seuls peuvent décider, on croit rendre service au public en mettant ceux qui se sont annoncés dans la Gazette d'Amsterdam comme en état de détruire fort aisément les expériences du Docteur Prussien, à portée de le faire plus promptement, que s'il falloit attendre que son Mémoire parût dans le volume de l'Académie Royale de Prusse où il doit être inséré. On ne peut trop se presser de tirer le voile qui couvre les vérités Physiques, quand elles importent si fort à la conservation des citoyens. Nous aurons rempli notre objet, si nous réussissons à exciter le zéle de ceux qui s'en sont déja fait anonymement honneur.

LETTRE
DE M. FORMEY,

Secrétaire perpétuel de l'Académie Royale de Prusse,

A M. MATY Docteur aggrégé au Collége des Médecins de Londres,

Au sujet du Memoire de M. ELLER
SUR L'USAGE DU CUIVRE.

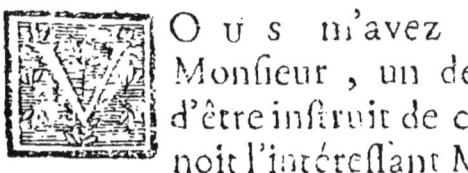ous m'avez témoigné, Monsieur, un desir assez vif d'être instruit de ce que contenoit l'intéressant Mémoire que notre célèbre M. *Eller* a lû dans la derniére Assemblée publique de l'Académie, pour combattre le préjugé régnant contre l'usage des vaisseaux de cuivre,

A iij

& pour démontrer que cet usage n'est point dangereux. Je suis ravi, Monsieur, de pouvoir satisfaire une curiosité aussi louable que la vôtre ; il est bien juste d'obliger avec empressement un Sçavant aussi estimable que vous, & auquel le public a des obligations qui vont tous les jours en augmentant. L'excellent Journal *, par lequel vous contribuez à répandre les trésors que produit une des Contrées les plus fertiles en fait de Sciences, fournit sans cesse à vos Lecteurs des preuves de votre amour pour toutes les connoissances utiles, de votre sagacité à les saisir, & de votre habileté à les développer.

Comme il se seroit écoulé encore un temps assez considérable avant que vous ayiez pû lire la Dissertation de M. *Eller* dans le volume des Mémoires de notre Académie où elle trouvera sa place, j'ai obtenu de cet illustre Académicien la permission de vous en fournir un petit extrait qui va remplir le reste de cette Lettre.

Il en est des choses comme des per-

* *Le Journal Britannique.*

sonnes ; leur vogue, leur crédit, ont des variations dont il est bien difficile de découvrir d'autres causes que de simples caprices. Le cuivre, qu'on voudroit aujourd'hui soustraire à presque tous les usages, étoit dans la plus haute estime chez les Anciens. Les premiéres monnoies furent de ce métal ; d'où vient le mot d'*Ærarium*, pour désigner un trésor. On lui donna pour terre natale l'isle de *Chypre*, & pour divinité tutélaire, la plus aimable de toutes les Déesses, Venus mere des graces & des amours. Il fut employé à immortaliser les actions des Héros, que l'airain & le bronze faisoient encore respirer, lorsque la mort les avoit rayés du catalogue des humains. L'Histoire-Sainte se joint ici à l'Histoire profane. Tous les ustenciles de ce culte, dont Dieu lui-même daigna prescrire jusqu'aux moindres détails, furent faits de cuivre par les plus grands Artistes qui existassent alors. Est-il naturel de s'imaginer que la sagesse Divine eût fait choix d'une matiére qui contient dans son sein le poison le plus redoutable, tandis qu'il étoit extrêmement facile d'y en subſtituer d'autres ?

Les Médecins les plus experts dans la Chymie n'ont jamais pû découvrir rien de nuiſible dans le cuivre exactement purifié de tout corps étranger; au contraire ils y ont cherché des remédes que l'expérience a juſtifiés. Le célèbre Médecin *Arétæus* ſe ſervoit du cuivre contre l'épilepſie ; & *Van-Helmont* prétendoit en avoir tiré un remède excellent dans la plûpart des maladies chroniques. Les Auteurs de Pharmacie nous donnent la compoſition de pluſieurs remédes, dans leſquels entrent quelques préparations de cuivre , ſur-tout *l'eſprit de verd de gris. La teinture des métaux*, ſi fréquemment employée dans les maladies ſecrétes, n'eſt autre choſe que l'extrait des ſcories du régule de l'antimoine , de l'acier, du cuivre, & de l'étain ; & jamais on n'a vû une opération pernicieuſe, où même équivoque de ce remède. Le grand *Boerhaave*, dont l'autorité vaut peut-être autant que celle de tous ſes prédéceſſeurs réunis enſemble, a fourni un nouveau remède tiré du cuivre par *sur l'usage du Cuivre.*

l'esprit de sel ammoniac; en quoi il a été guidé par l'expérience, qui lui avoit appris que cette teinture du cuivre étoit un puissant diurétique, propre à fondre les glaires, & les pituites, qui menacent de suffocation les cachectiques, & les personnes attaquées d'hydropisie.

En général tous les métaux, dans leur état pur & naturel, n'impriment aucune saveur à la langue, même après avoir été broyés & réduits dans les plus petites parties qu'il soit possible; ce qui suffiroit pour prouver, que, ni la salive, ni les autres liquides de notre corps, n'en peuvent rien dissoudre, si ce n'est peut-être quelquefois des métaux imparfaits, comme de la limaille de fer ou d'acier. Il n'y a que les métaux réduits par la solution en forme saline, ou vitriolique, qui puissent se mêler avec la masse fluide de notre corps. Le Mercure fournit un exemple bien frappant du changement que les dissolvans peuvent produire dans les qualités des métaux. Pris intérieurement, tel qu'il existe, & sans aucune préparation Chymique, & pris même dans une dose excessive, il agit d'une manière salutaire,

& ne laisse aucune trace dommageable; mais dissous dans l'esprit acide du nitre, il devient un corrosif puissant, dont la moindre dose interne exciteroit les symptomes les plus fâcheux. Les métaux parfaits, comme l'or & l'argent, dont les Adeptes se vantent de tirer des *Panacées*, ne laissent pas d'être gâtés par les *acides minéraux*.

Il résulte de ces remarques, 1. que la corrosion caustique & vénimeuse des métaux dépend uniquement des dissolvans par lesquels ils ont été changés en sels, ou en vitriols : 2. que tout métal qui n'est pas dissous dans des acides minéraux, mais qui éprouve une dissolution causée par l'action de quelque dissolvant pris d'un autre régne de la nature, ne sçauroit contracter aucune qualité vénimeuse par cette voie.

Pour appliquer présentement ces idées au cuivre, M. *Eller*, attentif aux plaintes qui s'élevoient avec tant de force contre l'usage de ce métal, a cru devoir y donner une attention particuliére, & faire de nouvelles expériences à ce sujet. Il semble qu'on auroit pû s'en tenir à tant de préparations qui se font continuellement dans le cours ordinaire des choses, comme de la bierre, du sucre, de presque tous les remédes, dans des vaisseaux de cuivre, sans qu'on ait jamais observé d'altération dans le goût, ni dans la couleur, de tout ce qui a été cuit, bouilli, & tenu pendant plusieurs heures dans le cuivre. Mais, puisque ces mêmes considérations n'avoient point fait d'impression sur les accusateurs du cuivre, il falloit leur en opposer de nouvelles; & c'est ici, Monsieur, où je vais mettre sous vos yeux les principales expériences de notre grand Physicien.

Il s'est d'abord procuré deux chaudrons neufs, l'un de cuivre rouge, l'autre de léton, ou de cuivre jaune; & y a fait bouillir plusieurs choses, tant liquides que solides, prises des végétaux & des animaux, & généralement de tout ce dont les cuisiniers se servent pour préparer leurs mets. Il s'agissoit de découvrir exactement si pendant la coction quelques particules métalliques se détacheroient des chaudrons, & de déterminer leur quantité. A l'égard des choses cuites qui consistent en simples liquides, la seule évaporation de l'humidité étoit suffisante pour recueillir les parcelles de cuivre qu'on suppose se détacher dans le temps que ces liquides cuisent ; ou, même avant l'évaporation, l'esprit de sel ammoniac, versé en petite quantité dans ces sortes de bouillons, découvroit déja par le changement de couleur l'existence des parties métalliques. Mais il faut procéder d'une autre maniére sur les choses cuites qui ont de la solidité, & de l'épaisseur. Après avoir fait premiérement évaporer toute l'humidité, M. *Eller* a calciné le reste dans un creuset, & l'a converti en cendres, pour en tirer les parties du cuivre par un dissolvant convenable. C'est un moyen assuré de n'en pas laisser échapper la moindre molécule.

Pour aller par dégrés, en commençant par les expériences les plus simples, M. *Eller* fit d'abord bouillir de l'eau de puits, la plus pure, pendant deux heures ; & l'ayant ensuite versée dans quelques vaisseaux de verre, il n'y pût découvrir la moindre empreinte de cuivre ni par le goût, ni par l'examen chymique.

Quatre onces de sel commun, bouillies avec cinq livres d'une eau bien pure dans le chaudron de cuivre rouge, fournirent après l'évaporation une espece de poussiere, de laquelle le vinaigre distillé sépara vingt grains d'une sorte de verd de gris; mais une pareille quantité d'eau & de sel cuite dans le chaudron de léton, montroit seulement une foible nuance de couleur verdâtre; ce qui marque que la terre mercurielle du Zinc, qui reside dans sa mine, (la pierre calaminaire,) & qui a changé le cuivre rouge en léton, a trop rempli les pores du cuivre pour que le sel commun y puisse trouver entrée.

Deux mesures pesant cinq livres d'une bonne bierre, faite d'orge & de houblon, furent mises à bouillir pendant une heure dans les chaudrons. Après en avoir fait évaporer l'humidité, & calciné le reste en cendres, M. *Eller* en fit bouillir une portion dans l'esprit de vinaigre, & une autre dans l'esprit de sel ammoniac; mais ni l'une, ni l'autre ne montrerent cette belle couleur de faphir, qui eſt particuliére aux ſolutions du cuivre. Au contraire, après que les diſſolvans furent exhalés, on n'en put ſéparer qu'un peu de matière, couleur de paille, preſque tranſparente à la chaleur, mais qui s'obſcurciſſoit enſuite à l'air, à cauſe de l'alcaleſcence des ingrédiens végétaux dans la calcination.

La même choſe arriva avec le lait bouilli en pareille quantité, & traité de la même façon que la bierre. L'extrait des cendres par les diſſolvans ſuſdits ne montra qu'une coagulation pâle, blanchâtre, que l'air humectoit un peu; mais dans laquelle on ne pouvoit découvrir le moindre indice de parcelles de cuivre.

Une pareille quantité de vin blanc de France, ſçavoir cinq livres dans chaque chaudron, après avoir bouilli pendant une heure, ne montra dans le chaudron de léton preſque aucun phénomene différent des précédents. L'extrait des cendres du vin cuit dans le cuivre rouge, fit paroître au contraire une foible couleur d'un bleu verdâtre, de laquelle, après l'évaporation de ſon diſſolvant, (l'eſprit de fel ammoniac,) on put tirer vingt & un grains d'une efpece de verd de gris pâle. Mais le peu de cendres pâles, qui refterent de l'extrait du vin cuit dans le chaudron de léton, ne fut fufceptible d'aucune réduction métallique, même fur le charbon à la pointe d'une flamme foufflée par une petite canule à fouder.

M. *Eller* prit enfuite trois livres de bœuf, avec la quantité requife de fel, en y ajoûtant des choux, & des carottes. Il fit cuire le tout dans le chaudron de cuivre rouge pendant quatre heures, & paffa le bouillon par un linge, par lequel, en l'entortillant avec force, il fit auffi paffer tout ce qu'il y avoit de liquide dans la viande, & dans les légumes. Ce jus étant évaporé, il convertit en cendres ce qui en reftoit, pour tâcher d'en extraire les petites parties de cuivre. Mais l'efprit de fel ammoniac, après avoir bouilli quelques heures dans une phiole à long tuyau avec les cendres, ne fut teint que d'un foible céladon, & cette couleur fe perdit encore à mefure que l'efprit fe diffipa par l'évaporation; de forte qu'il n'en refta qu'une belle coagulation blanche, un peu faline, & presque transparente.

Une nouvelle expérience fut faite avec du lard, & des poires & pommes coupées en quartiers, que M. *Eller* fit cuire de la même manière que se prépare cette espece de mets, dont le petit peuple Allemand est assez friand. Il prit ensuite tout le jus, comme dans l'expérience précédente, & procéda de la même manière par l'évaporation, par la calcination, & par l'extraction; mais sans pouvoir jamais obtenir la moindre teinture de cuivre, ni par l'esprit de sel ammoniac, ni par celui de vinaigre; l'évaporation de ces dissolvans ne montrant qu'une concrétion d'une matière blanchâtre, tirant sur le jaune, dans laquelle il étoit impossible de découvrir autant de parties métalliques que le poids le plus leger en pourroit indiquer.

A cette occasion il vint dans l'esprit du sçavant Académicien que peut-être quelques végétaux, doués d'une espece d'alcali volatil, pourroient dissoudre des molécules de ces vaisseaux de cuivre. Dans cet vuë il fit bouillir de la viande, avec des oignons, de l'ail, des raiforts &c. &, ayant réitéré la manœuvre des expériences précédentes, il n'en résulta pas la moindre marque d'une teinture dans les cendres tirées de cette nouvelle décoction, en y appliquant les mêmes dissolvans ; ce qui prouve qu'il ne s'étoit point fait de dissolution métallique du cuivre. Une expérience semblable à celle-ci, où au lieu de racines & de l'ail, la viande avoit été cuite avec toutes sortes d'épiceries, eut le même succès ; jamais il ne parut la moindre solution de cuivre.

M. *Eller* se souvint encore d'une certaine marmelade, que le peuple prépare en plusieurs endroits de l'Allemagne, pour la manger avec le pain en guise de beurre. On la compose du jus tiré des bayes de sureau mêlé avec des prunes, qu'on fait bouillir dans un chaudron de cuivre, en remuant sans cesse le mélange avec un petit ais, ou planche faite en forme de houe, jusqu'à ce que, par l'évaporation continuée en cuisant, ce mélange acquière l'épaisseur & la consistance d'une marmelade. Huit onces en ayant été calcinées dans un creuset, dans le dessein d'extraire de ces cendres quelques marques du métal, sur lequel ces matières succulentes, & aigrelettes, avoient exercé leur frottement pendant plusieurs heures dans une chaleur bouillante, l'esprit de sel ammoniac, après avoir bouilli avec les cendres, resta clair comme l'eau la plus pure, sans que la couleur eût souffert la moindre altération.

Les Poissons eurent leur tour. Un brochet de trois à quatre livres, coupé en piéces, & assaisonné de la quantité de sel nécessaire, fut cuit dans le chaudron de cuivre, qui est d'ailleurs le vaisseau ordinaire où l'on fait bouillir le poisson. Tout le jus fut exprimé, & mis à évaporer avec l'eau dans laquelle il avoit été cuit, jusqu'à siccité. La pâte restante fut calcinée dans un creuset, & les cendres éprouvées par les dissolvans ordinaires, toujours sans la moindre apparence de teinture, l'évaporation ayant seulement montré que les dissolvans s'étoient chargés d'une poussière blanche un peu saline, communiquée par les sels.

Le caffé étant aussi une boisson accréditée, & d'un usage presque universel, pour ôter toute crainte à cet égard, il suffit de lire l'expérience suivante. Trois onces de caffé ayant été bouillies dans un chaudron de cuivre, & la liqueur ayant reposé jusqu'à ce qu'elle fût devenue claire, toute l'humidité fut chassée successivement par le feu, & le reste fut converti en cendres par la calcination; mais, au lieu d'en extraire des parcelles de cuivre par les dissolvans, il ne s'y trouva que de petites lames, ou feuilles blanches & minces, attachées les unes sur les autres, d'un goût alcalin, comme le produit de la calcination d'une matière végétale.

Comme M. *Eller* avoit remarqué, lorsqu'il avoit fait bouillir l'eau seule avec le sel commun dans le chaudron de cuivre, qu'il s'étoit dissous quelques grains de métal, il fut un peu surpris de ne pas rencontrer une dissolution semblable dans ses décoctions de viande & de poisson, où il entroit non-seulement la même quantité de sel, mais qui avoient soûtenu une plus longue cuisson. Après y avoir bien réfléchi, il n'en a trouvé d'autre raison, sinon que le sel commun seul avec l'eau, étant poussé sans cesse par le feu, agit avec force contre la surface du chaudron ; au lieu que, quand il rencontre dans cette action des corps mucilagineux, qui émoussent son âcreté, comme la viande, le poisson, les légumes &c. il s'y arrête, comme à des corps qui sont plus faciles à dissoudre que le cuivre, & s'y enveloppe en quelque sorte ; d'où vient sans doute cette impossibilité de découvrir aucune solution de métal dans toutes les expériences où le sel peut agir sur quelque autre matière que sur le métal.

Vous voyez, Monsieur, qu'il ne reste rien à désirer dans ces détails, & que l'exactitude y est poussée à un point qui doit anéantir sans retour le préjugé conçu contre le cuivre. On a donné à cet égard dans les plus grandes exagérations. Il y a des Auteurs qui soûtiennent [*] que l'eau pure, gardée seulement une nuit dans un vaisseau de ce métal, en montroit la marque aussi-tôt qu'on y versoit quelques

[*] Voyez la Dissertation intitulée *Mors in olla*.

sur l'usage du Cuivre. 21

gouttes de l'esprit de sel ammoniac; mais M. *Eller* n'a rien découvert de semblable, ni dans une telle eau, ni dans celle qu'on avoit fait bouillir auparavant dans un vaisseau de cuivre, & qu'on y avoit ensuite laissé refroidir. Cette expérience a été poussée encore plus loin; en laissant refroidir le bouillon de quelques livres de bœuf bien cuites avec du sel commun dans un vaisseau de cuivre, il ne s'y est pas trouvé le moindre vestige d'une dissolution métallique, & la couleur du bouillon n'a souffert aucun changement, après le mélange de l'esprit de sel ammoniac. Avant ce mélange même, le goût du bouillon n'étoit point altéré, moins encore âpre, ou dégoûtant; circonstances qui n'ont lieu que lorsque le vin, le vinaigre, ou le jus de citron ont été joints aux viandes, ou aux légumes, pendant la cuisson, ou lorsqu'on garde trop long-temps les choses cuites dans un endroit où l'humidité de l'air peut altérer ce métal, & en détacher un verd de gris. De tels mets, ainsi préparés, ou gardés, peuvent sans contredit être nuisibles à la santé, en causant des angoisses, des vomissemens &c. Cependant on ne pourroit pas ranger ces choses au rang des poisons ; ce seroit simplement un émétique, plus ou moins violent, selon la quantité de verd de gris détachée du cuivre.

Quelques sçavans Médecins, comme *Lanzoni, Valisnieri, Mauchart*, & d'autres, ont fait souvent mention des effets dangereux du cuivre, & ces plaintes se trouvent réitérées dans les *Ephémerides Germaniques*, & dans divers Ecrits récens ; mais il ne s'est trouvé personne qui se soit mis en devoir de constater ce danger par des expériences solides. Celles-ci pourront servir de modèle aux Physiciens qui s'appliquent à de semblables recherches, & de leçon à tant de gens qui débitent avec confiance les choses qu'ils seroient le moins en état de prouver, ou qui adoptent avec précipitation toutes les chimères qui se répandent.

Les hommes sont fort singuliers, & comme on l'a dit tant de fois, tous remplis de contradictions. Leurs inquiétudes & leurs allarmes sont aussi peu raisonnables dans certains cas, que leur tranquillité & leur sécurité dans d'autres. Quelques parcelles imperceptibles de métal les effraient; & des amas d'alimens & de liqueurs nuisibles, qui détruisent leurs corps de la maniére la plus sensible, ne font point un objet qui leur paroisse digne de réflexion. Ils passent leur vie dans des excès qui l'abrégent, & craignent ce qui ne sçauroit ébranler la moindre de leurs fibres.

C'est ainsi encore qu'ils voient un fléau cruel porter par-tout la désolation, & la mort, & qu'ayant sous la main les moyens les plus simples, les mieux prouvés, les plus efficaces, de s'opposer à ses ravages, le préjugé triomphe, & les tient comme enchaînés. Vous comprenez, Monsieur, que je veux parler de la petite vérole, & de l'inoculation. On vient de frapper de grands coups à cet égard, & vous avez parfaitement bien secondé les efforts de M. *de la Condamine*. Cependant on se retranche toujours dans les mêmes objections, qui ont été réfutées de la manière la plus victorieuse. Rien n'annonce encore dans nos contrées le moindre penchant à l'inoculation; &, selon les apparences, on est disposé à y voir encore pendant long-temps une partie des familles payer à la mort un tribut prématuré, & l'autre perdre cette fleur, & ces agrémens, qui siéent si bien, sur-tout au sexe, sans daigner opposer une digue à ce funeste torrent. C'est à de bons esprits, tels que le vôtre, nés pour instruire leur siécle, que convient la tâche de sapper insensiblement ces murs derrière lesquels l'ignorance & l'entêtement se retranchent. Je ne puis vous aider que de mes vœux, très-sincères, aussi-bien que les sentimens, avec lesquels j'ai l'honneur d'être, &c.

Berlin le 5. Avril 1755.

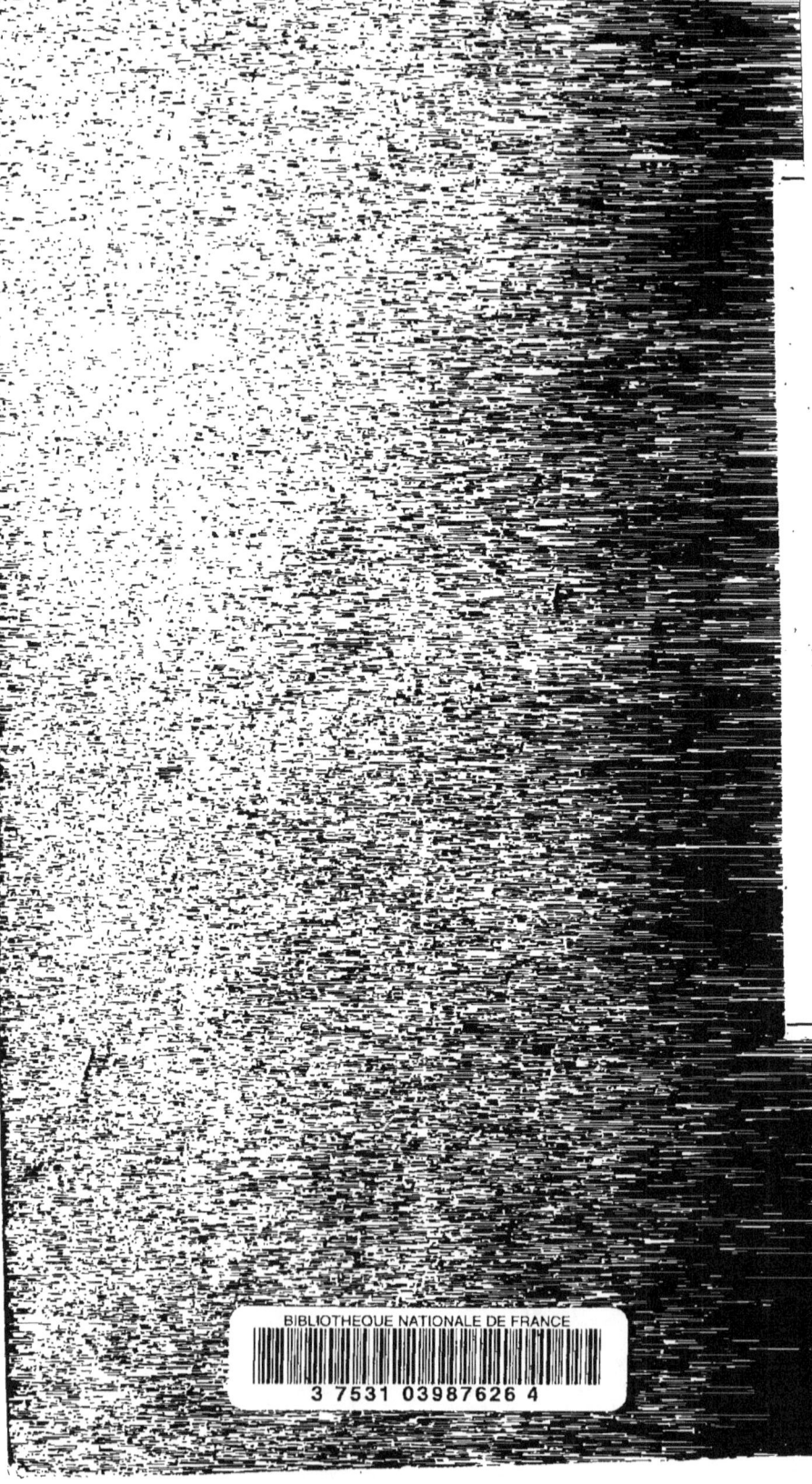